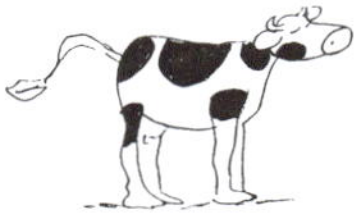

5

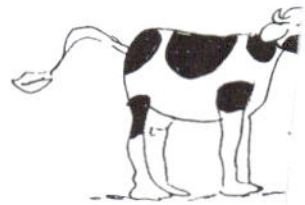

6

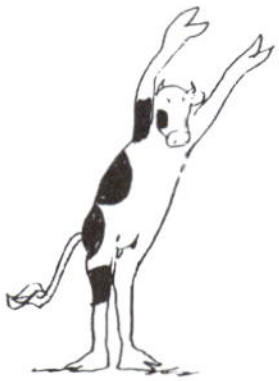

11

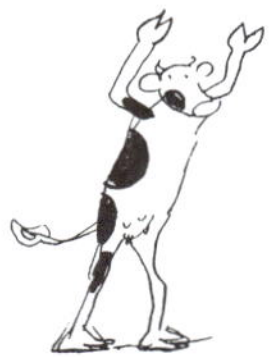

12

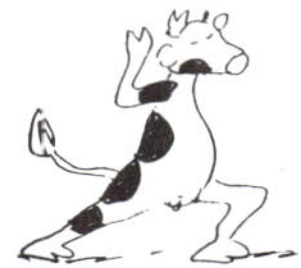

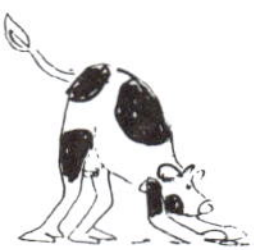

17

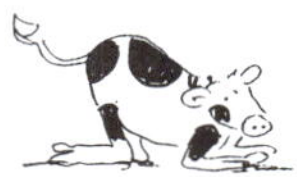

18

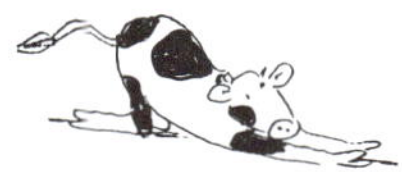

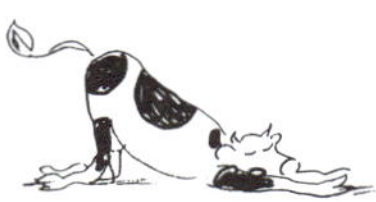

23

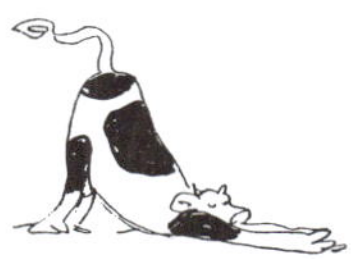

24

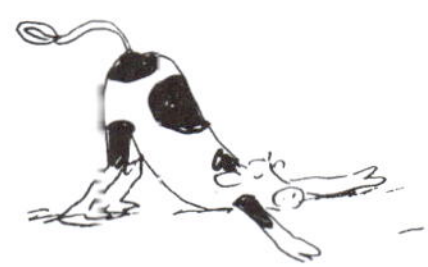

Klaus Puth, Jahrgang 1952, lebt in Mühlheim bei Offenbach und hat ein besonderes Faible für gezeichnete Tiere. Neben zahlreichen Illustrationen in Büchern für Kinder und Erwachsene veröffentlichte er gans erfolgreiche Geschenkbücher (u. a. *Gans verliebt* und *Gans im Glück*), bevor er sich den Kühen zuwandte. Nach *Du bist echt kuhl* folgte die Erfindung der beliebten Yoga-Kühe, von denen bei Eichborn erschienen sind: *Yoga für Kühe, Pflücke den Klee, Fröhliche Weihnachten mit den Yoga-Kühen, Alles Liebe mit den Yoga-Kühen, Bleib gesund mit den Yoga-Kühen.*

1. Auflage 2010

Umschlaggestaltung: Christiane Hahn unter Verwendung von Illustration von Klaus Puth
Satz: Fotosatz Amann, Aichstetten
Druck und Bindung: Druckerei Uhl, Radolfzell
ISBN 978-3-8218-6086-2

Eichborn Verlag, Kaiserstraße 66, 60329 Frankfurt am Main
Mehr Informationen zu Büchern und Hörbüchern aus dem Eichborn Verlag
finden Sie unter www.eichborn.de

Klaus Puth

YOGA FÜR KÜHE

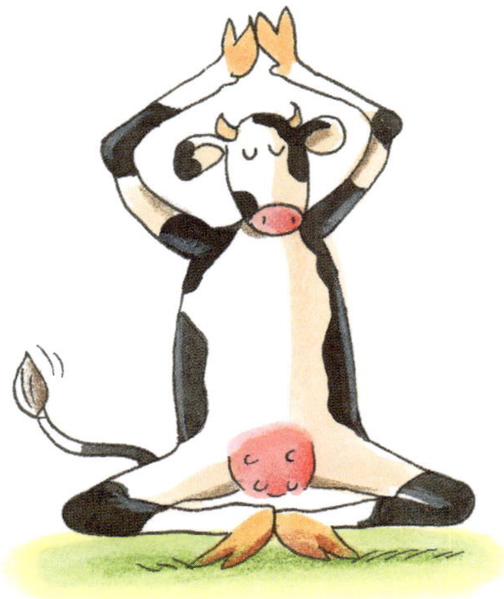

Der Morgengruß

EICHBORN

Vorwort

Elsi merkt es als erste.
Sie stößt mich leicht an und deutet mit dem Kopf in Richtung des alten Apfelbaums.
Es ist früher Nachmittag. Die Sonne scheint warm von einem wolkenlosen Himmel auf unsere bunte Frühlingswiese.
Im Schatten des Apfelbaumes steht Nelli.
Oder vielmehr: Sie balanciert. Auf einem Bein.
Das andere ist waagerecht nach hinten weggestreckt. Die Vorderbeine sind seitlich ausgebreitet. Es sieht aus, als wolle sie fliegen. Nelli hat die Augen geschlossen.
Einige lange Minuten steht sie so da.
Gerade will Elsi eine Bemerkung machen, als Nelli sich plötzlich bewegt. Sie richtet sich auf, stellt sich auf alle vier Beine und öffnet die Augen. Jetzt setzt sie sich zwischen die Butterblumen, richtet den Oberkörper auf, kreuzt die Arme vor der Brust und verknotet ihre Hinterbeine. Jedenfalls sieht es für uns so aus.
Sie schließt wieder die Augen und verharrt reglos in der neuen Stellung.
»Sie ist verrückt!« flüstert Elsi.
»Du kannst ruhig normal sprechen«, sage ich, »sie hört dich nicht.«
Linda und die anderen werden auf uns aufmerksam und trotten gemächlich zu uns rüber.

»Irgendwas nicht in Ordnung?« fragt Linda.
Alle folgen unserem Blick und glotzen einen Moment stumm auf die Szene unter dem Apfelbaum. Dann reden auf einmal alle durcheinander:
»Ist Nelli krank? Vielleicht ist sie an den Elektrozaun gekommen? Wie heißt die Krankheit? Das ist ja furchtbar! Ruft denn keiner den Arzt? Die arme Nelli!«
Hilde fängt leise an zu weinen.
Niemand bemerkt, dass Nelli wieder ganz normal auf ihren vier Beinen steht. Sie schüttelt sich kurz und kommt langsam zu uns rüber. Alle starren sie gebannt an.
»Also krank sieht sie nicht aus«, flüstert Gundl.
»Sie guckt, als hätte sie im Lotto gewonnen«, flüstere ich zurück.
»Wie geht es dir, Nelli?« fragt Elsi vorsichtig. Nelli lächelt sanft: »Mir geht es blendend.«
»Und diese Verrenkungen?« will Mildred wissen. »Das ist Yoga«, sagt Nelli.
»Das ist was?« Gundl fährt sich aufgeregt mit der Zunge über die Nase.
»Yoga«, wiederholt Nelli, »Entspannungsübungen für Körper und Geist. Wenn ihr wollt, dann zeige ich euch, wie ihr …«

Eine tiefe, viel zu laute Stimme unterbricht sie: »Hallo Mädels! Alles in Butter bei euch da drüben?«
Elsi schaut mich an und verdreht die Augen: »Der hat uns gerade noch gefehlt!«
Erich steht auf der anderen Seite, in respektvollem Abstand zum Zaun, und starrt neugierig zu unserer Gruppe.
»Was tuschelt ihr denn da«, schnaubt er. »Konspiratives Kaffeekränzchen oder was?«
»Nelli kann Schoga«, sagt Mildred und macht ein wichtiges Gesicht.

»Yoga«, verbessert Nelli.

»Was macht sie, Noga?« Erich stellt seine Ohren auf und macht sein dämlichstes Gesicht.

»Yoga«, sagt Nelli noch einmal und betont dabei jede Silbe. »Entspannungsübungen für…«

»Entspannungsübungen?« Erichs dröhnendes Lachen schallt über die ganze Wiese. »Da bin ich doch gerne behilflich! Mit Entspannungsübungen kenn ich mich aus!«

»Schwachkopf!« schnaubt Gundl verächtlich. Dann hebt sie plötzlich den Kopf. »Ich höre den Traktor! Schluss für heute, es geht nach Hause. Vielleicht kann Nelli uns

ja später mehr erzählen von … von …?«

»Yoga«, lächelt Nelli.

Wir setzen uns in Richtung des näherkommenden Traktors in Bewegung.

»Heute Abend erklär ich euch alles, und morgen fangen wir mit den ersten Übungen an.«

Elsi sieht mich zweifelnd an.

»Yoga für Kühe?« fragt sie und schüttelt den Kopf.

»Lass das bloß nicht den Bauern wissen!«

Warm up

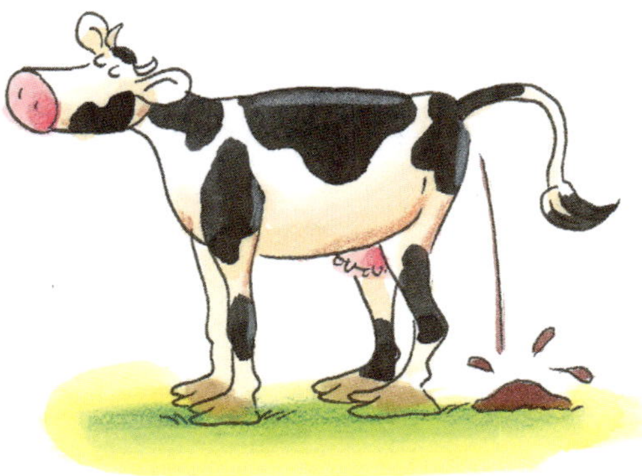

Die entspannte
Grundhaltung

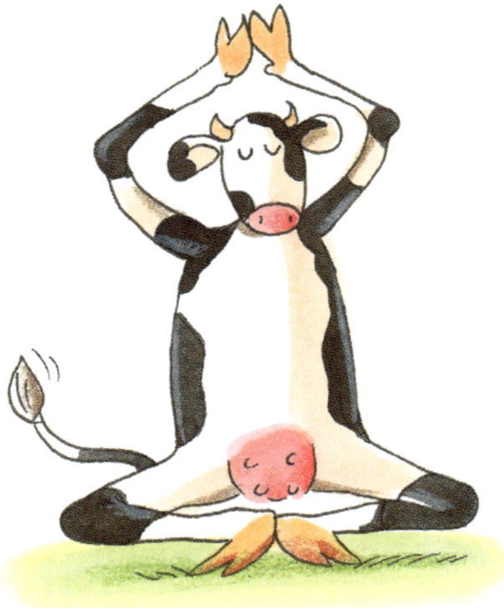

Der Morgengruß

Die Milchstraße
suchen

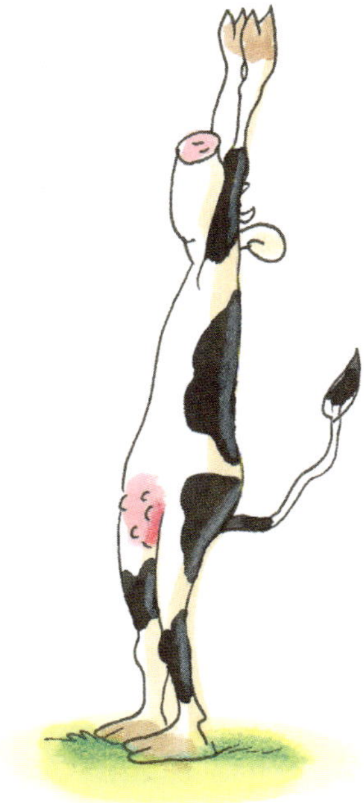

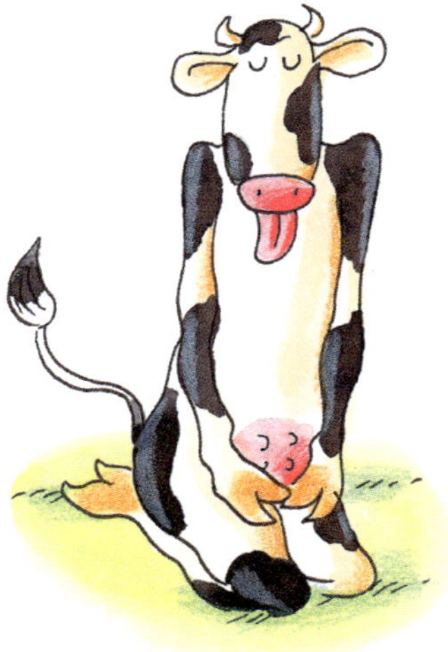

Das Bäuerchen

Power für body und mind

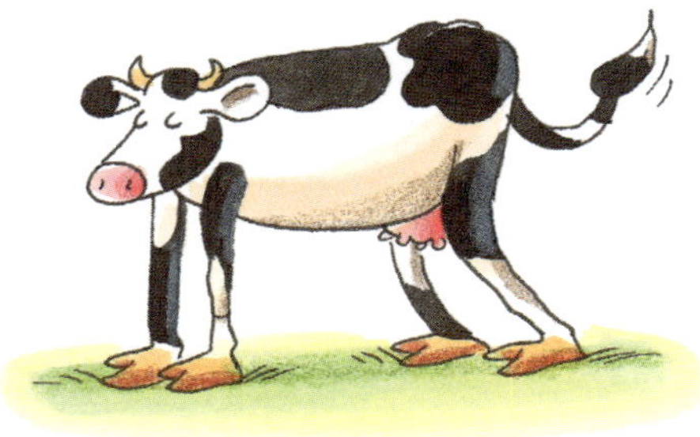

Der Melkschemel

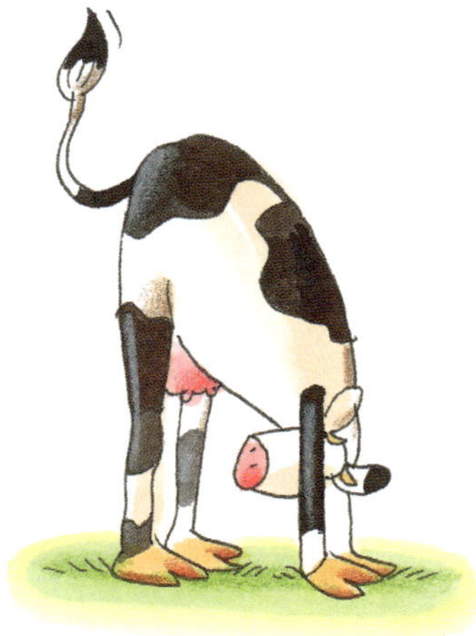

Das Euter betrachten

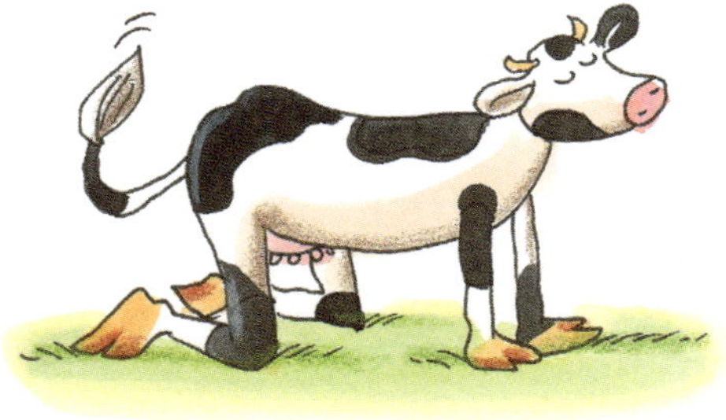

Der kleine Traktor

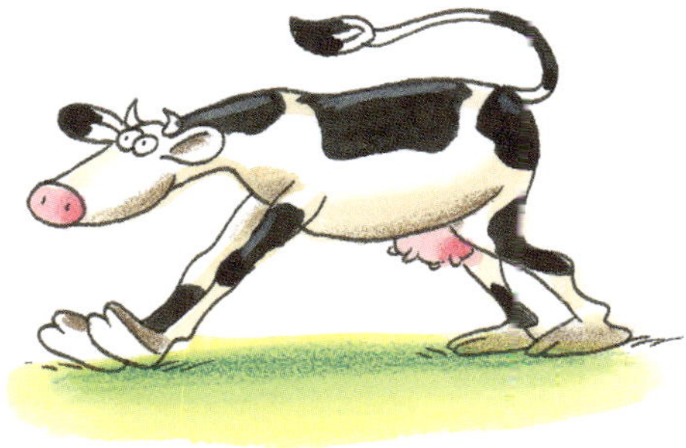

Der große Traktor

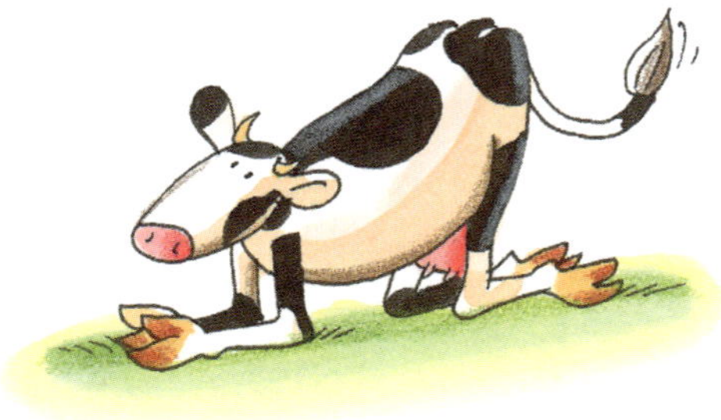

Die Butterdose

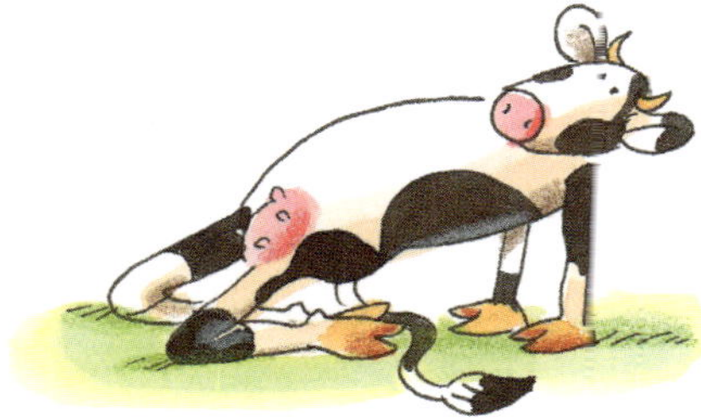

Der kleine Heuballen

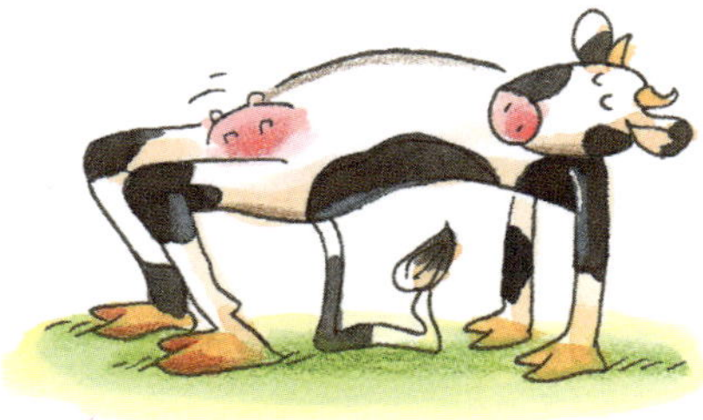

Der große Heuballen

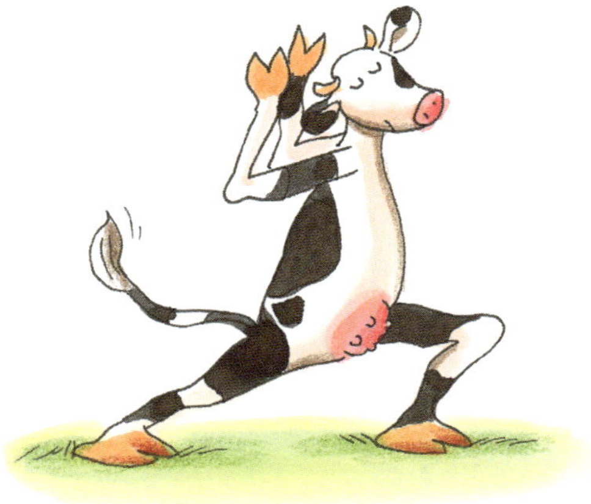

Die Milchkanne halten

Muhve your body

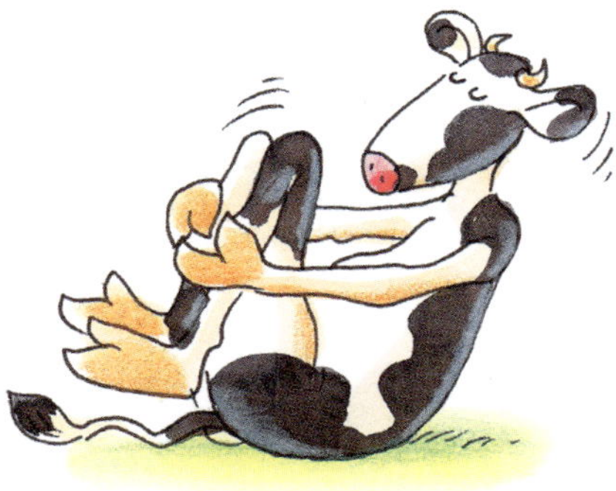

Die kleine
Butterkugel

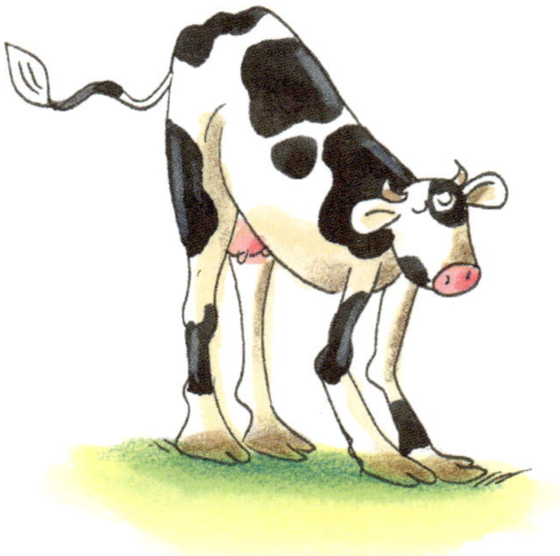

Der kleine
Misthaufen

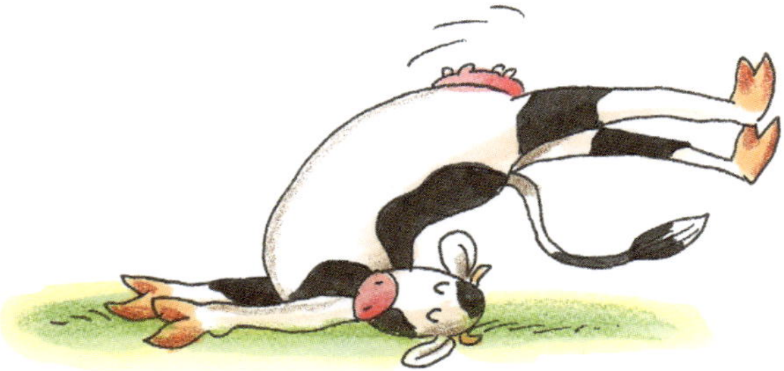

Die große
Milchrolle

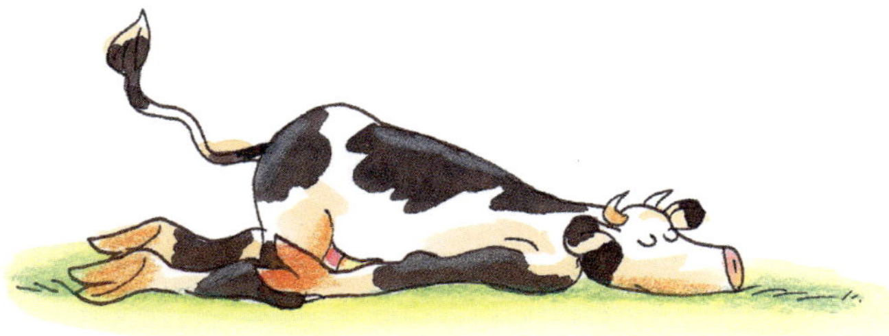

Der liegende Joghurtbecher

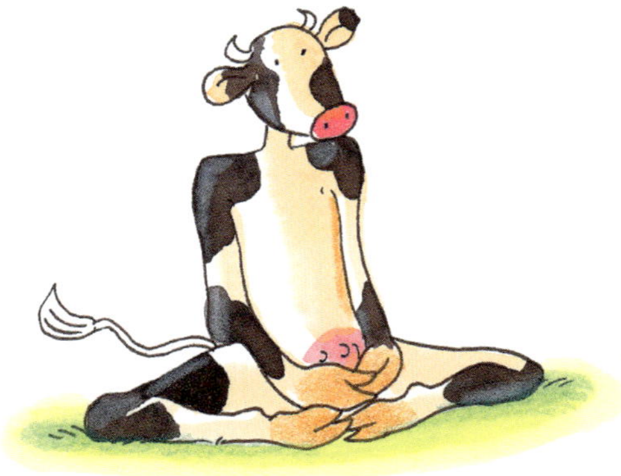

Den Melker
erwarten

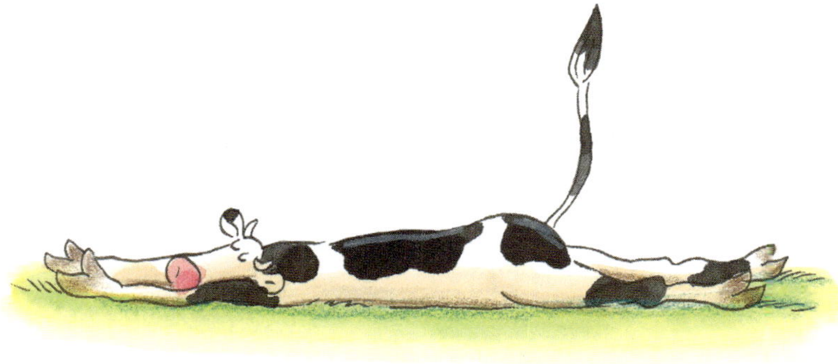

Der lange Kuhspanner

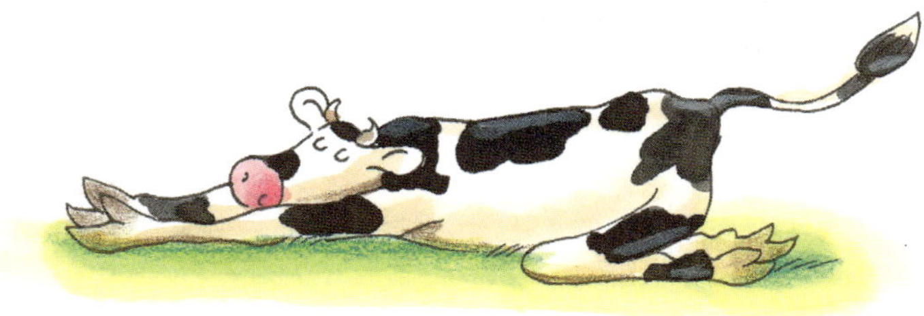

Der kurze Kuhspanner

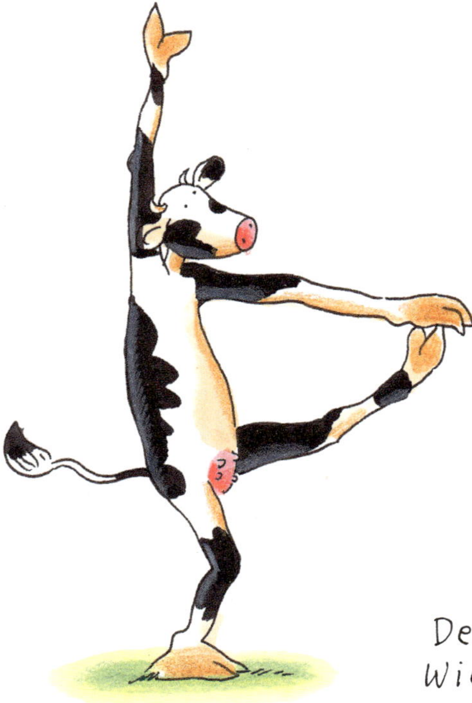

Der einbeinige
Wiederkäuer

Mit beiden Beinen auf der Wiese

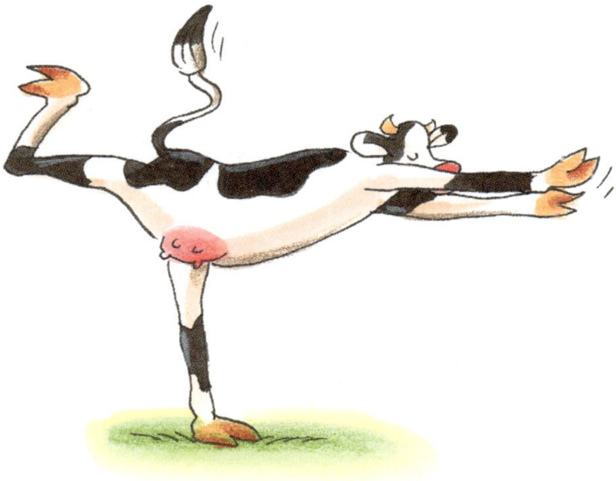

Die Stalltür öffnen

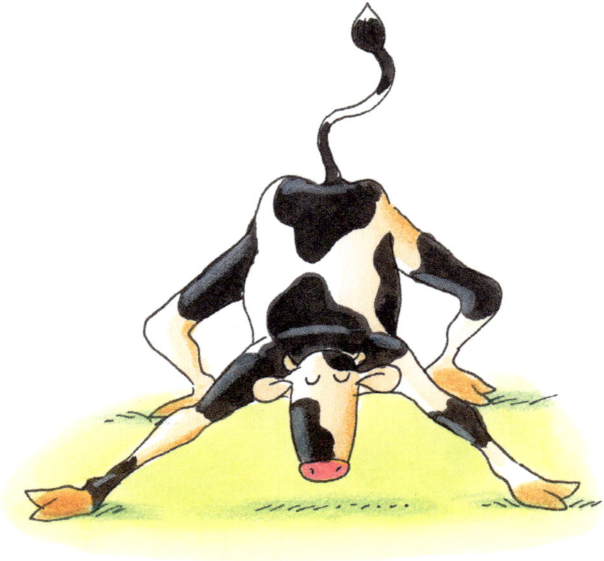

Den Eimer leersaufen

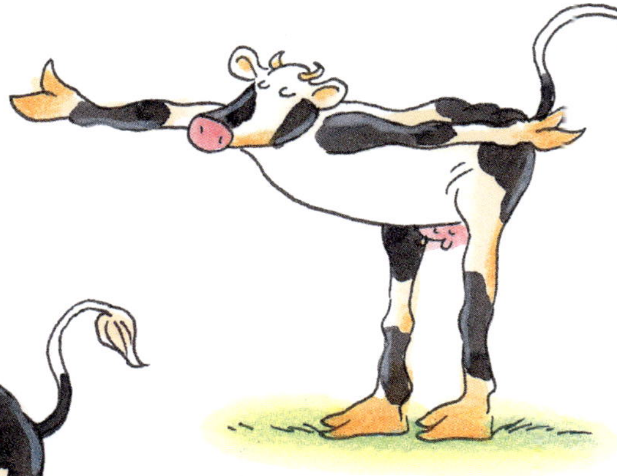

Die Schwebende
Gülleschleuder

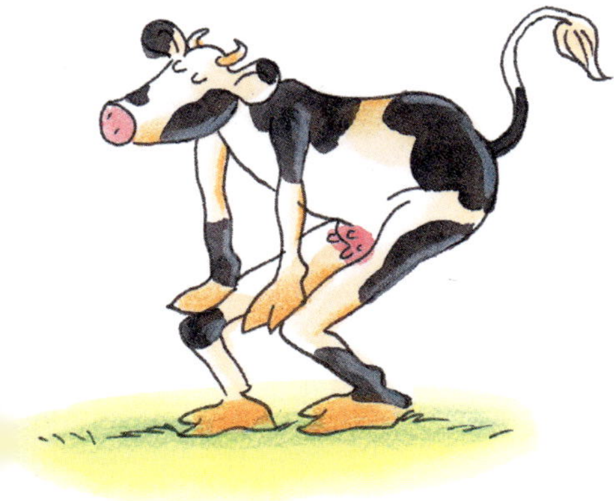

Die gehockte
Gülleschleuder

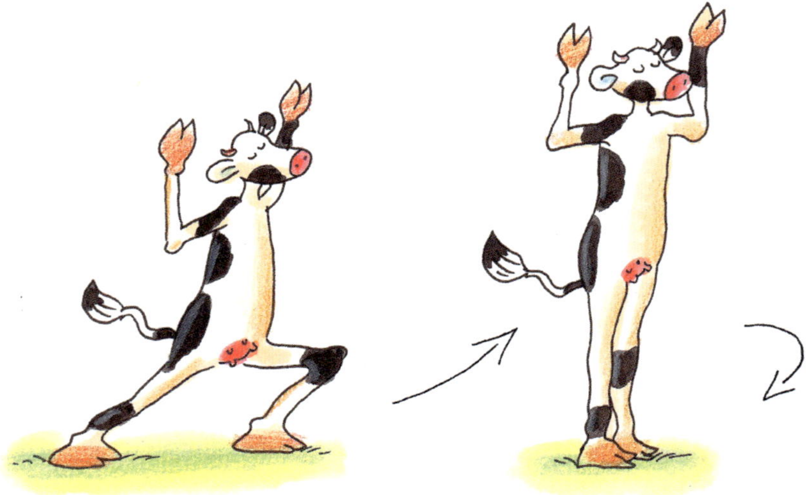

Aus der gegrätschten Mistgabel

in die stehende Mistgabel

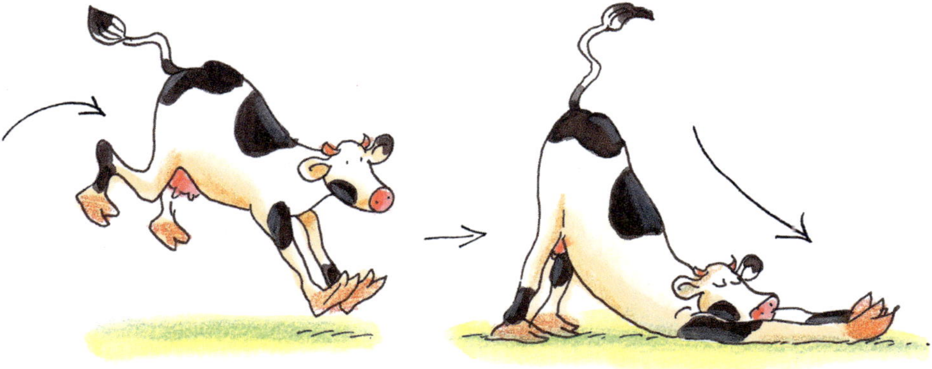

und über den
Sprung in den Misthaufen

in den
gestreckten Misthaufen.

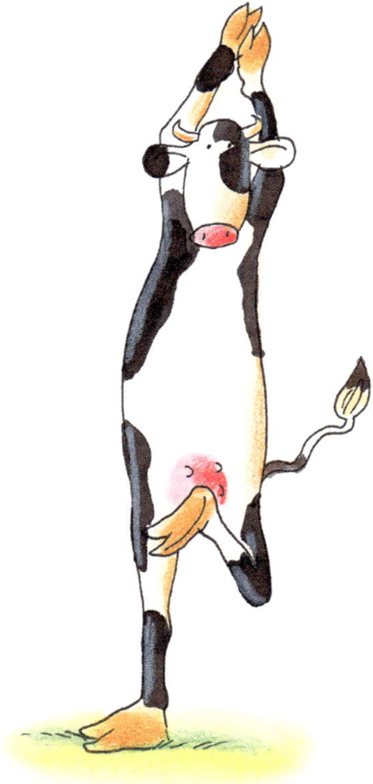

Die große
Kleeblüte

Die königliche Haltung

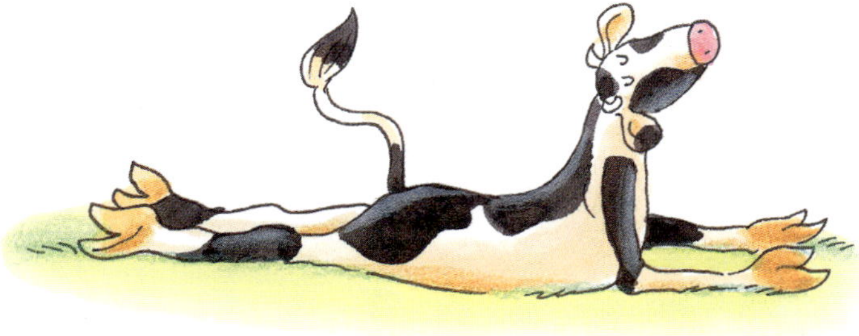

Das liegende Mondkalb

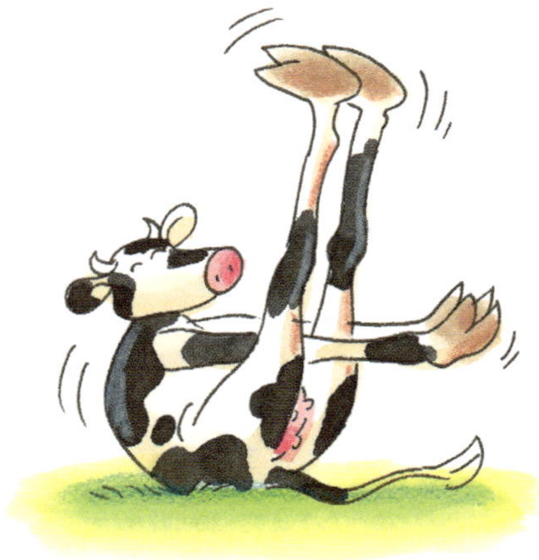

Die Kefirschaukel

Das große Sahnehäubchen

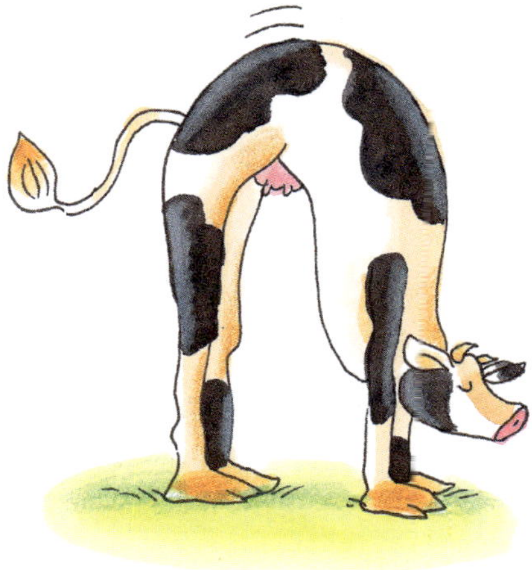

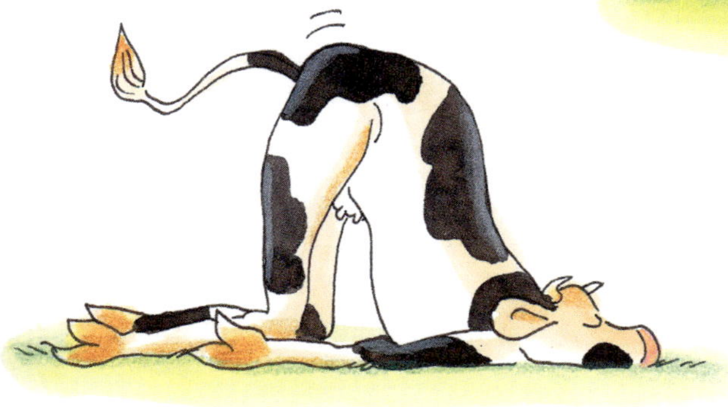

Das kleine Sahnehäutchen

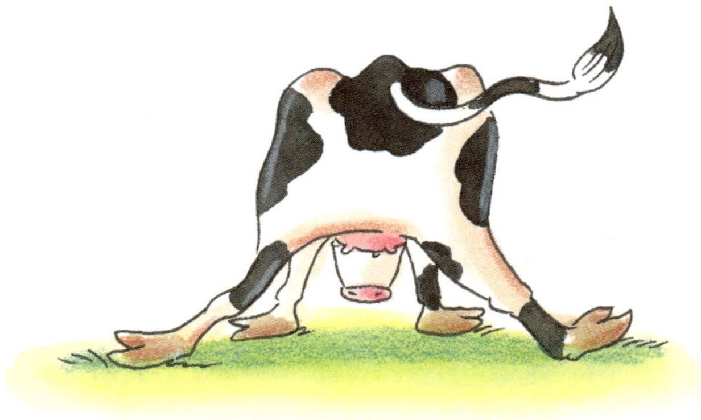

Sich in die
Wiese öffnen

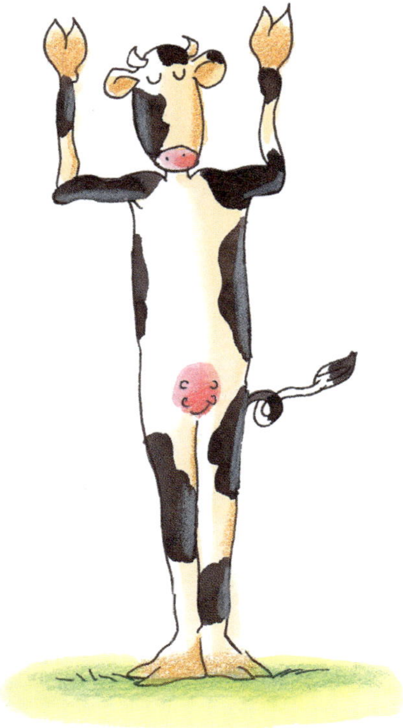

Die stehende Mistgabel

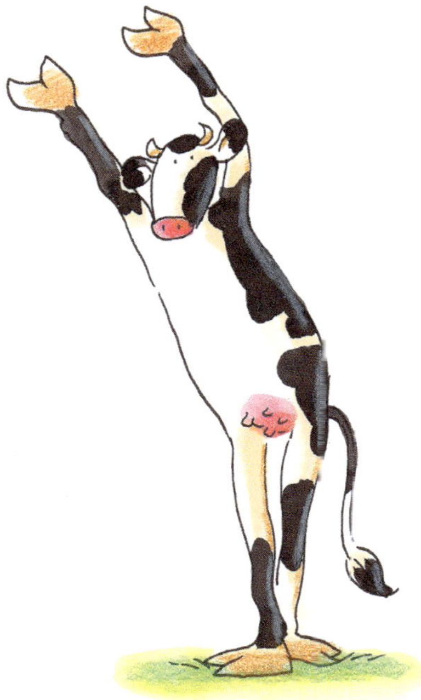

Die angelehnte Mistgabel

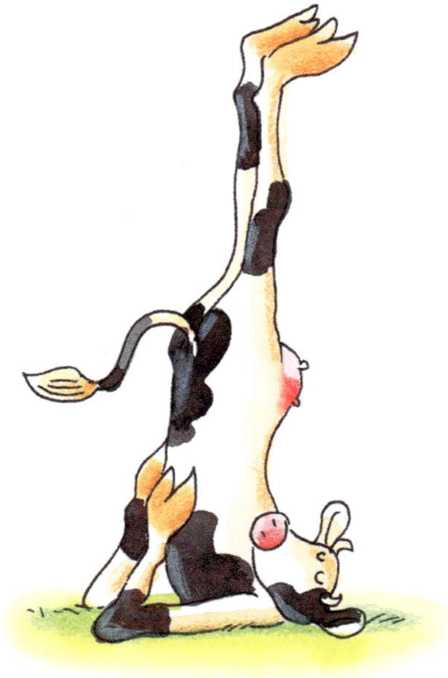

Die Stallkerze

Yoga für Fortgeschrittene

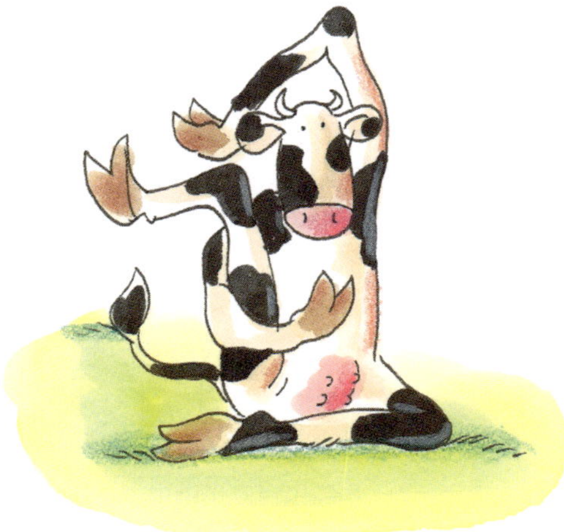

Der große
Kuhknoten

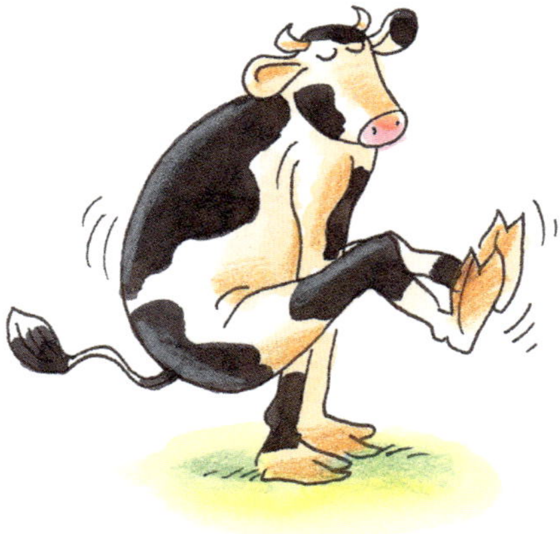

Die Kuhglocke läuten

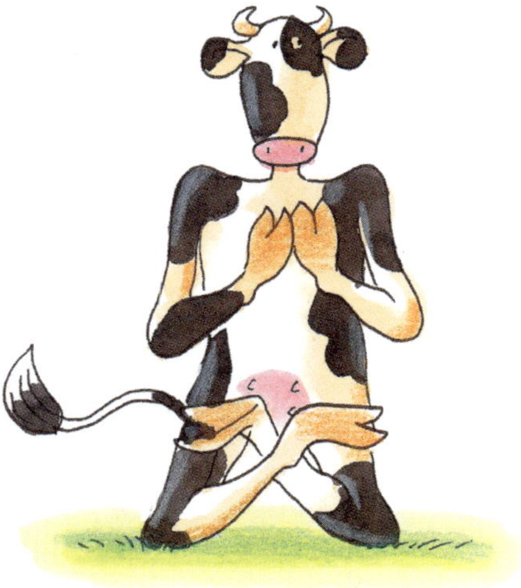

Die geschlossene
Butterblume

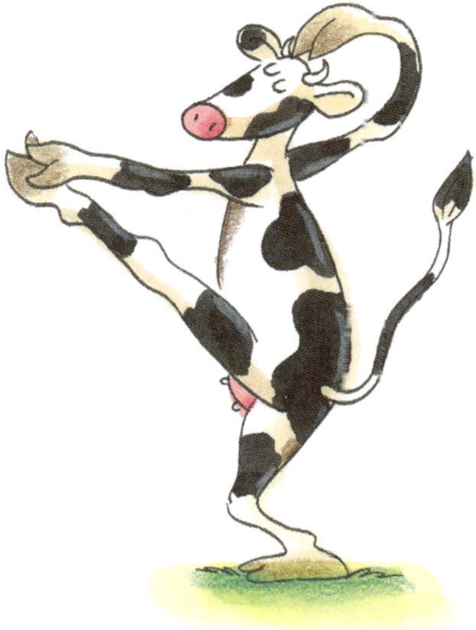

Die sich
öffnende
Butterblume

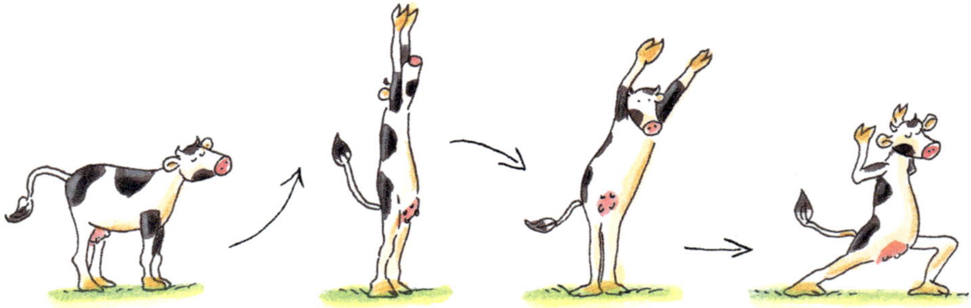

Aus der 'entspannten Grundhaltung'

in die 'Milchstraße'

Vorbeugen in die 'angelehnte Mistgabel'

Schritt in 'die Milchkanne halten'

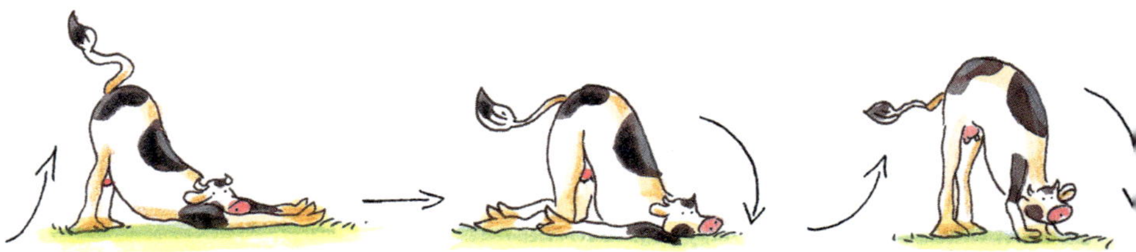

zum 'gestreckten Misthaufen'

in das 'kleine Sahnehäubchen'

und das 'große Sahnehäubche

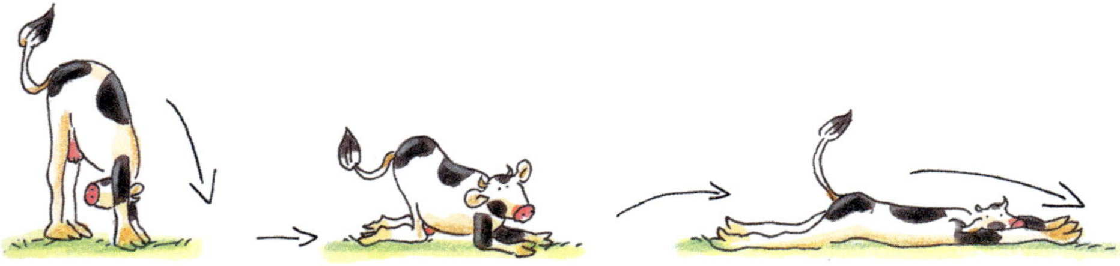

'Das Euter betrachten'

von der 'Butterdose'

in den 'langen Kuhspanner'

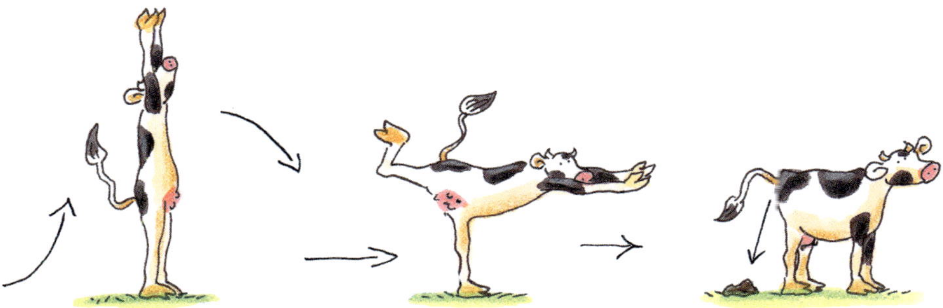

rück zur lchstraße'

nach vorn in 'Die Stalltür öffnen'

und wieder in die 'entspannte Grundhaltung'

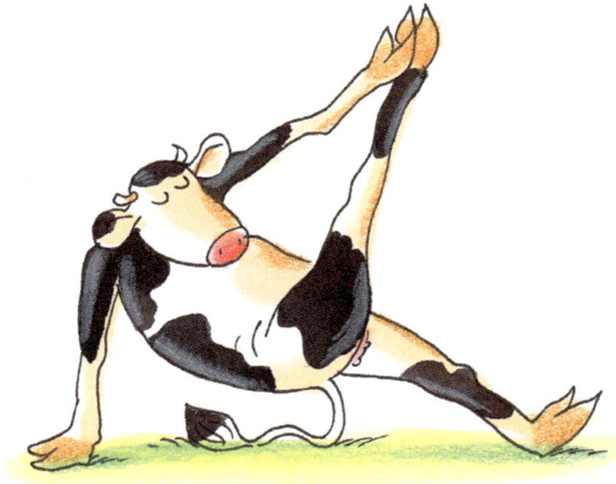

Der zweibeinige Wiederkäuer

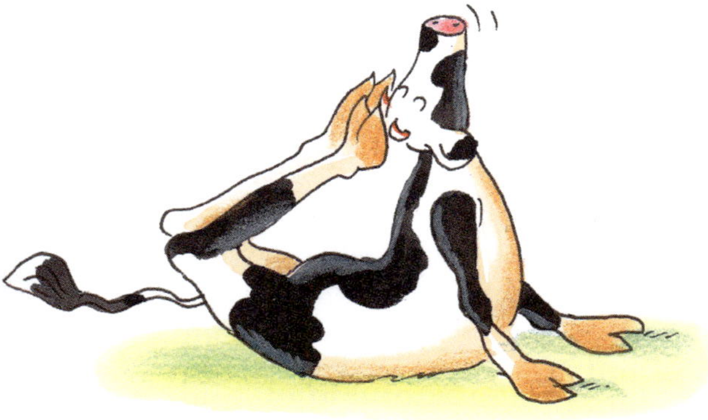

Die kleine Roulade

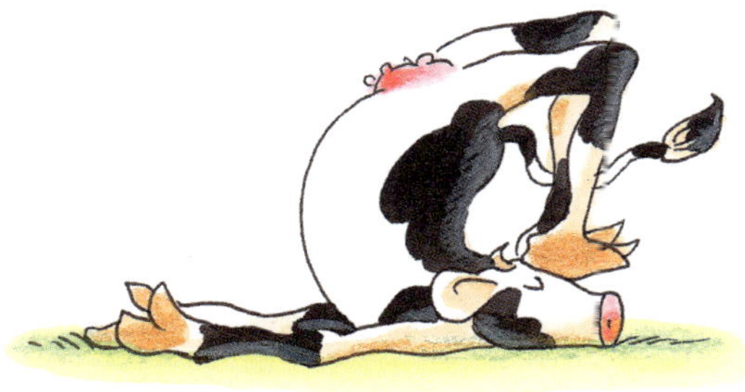

Die große Roulade

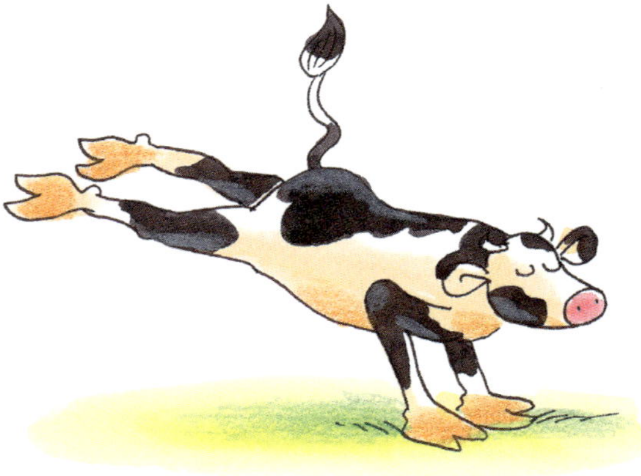

Die Viehwaage

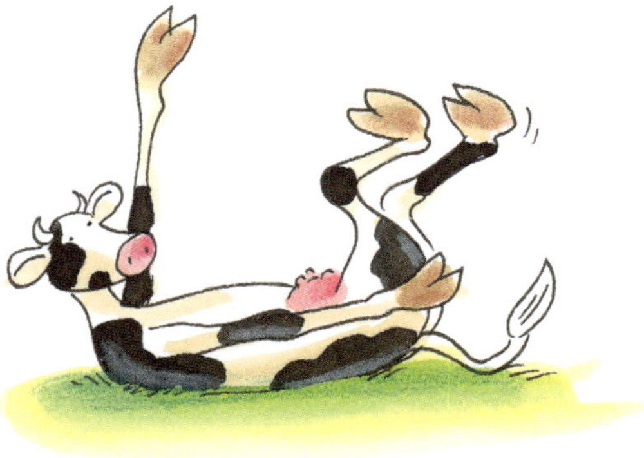

Den Bauern grüßen

25

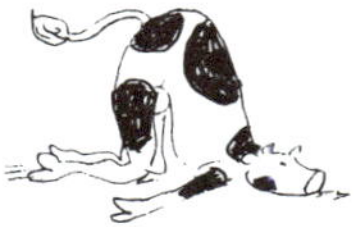

26

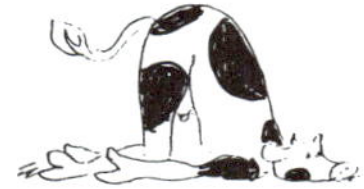

27

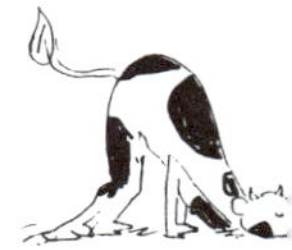

31

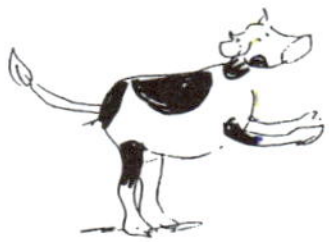

32

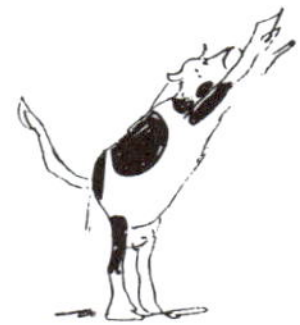

33

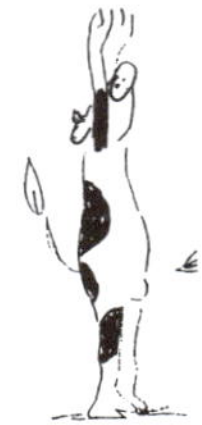

37

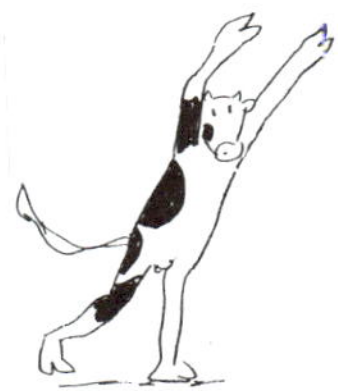

38

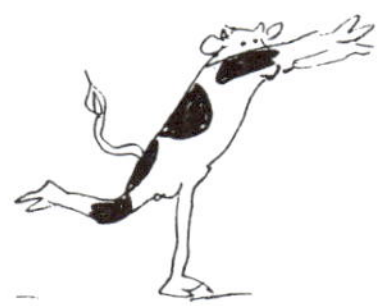

39

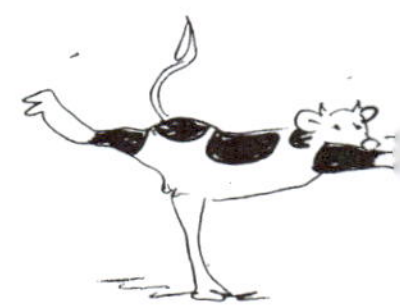

43

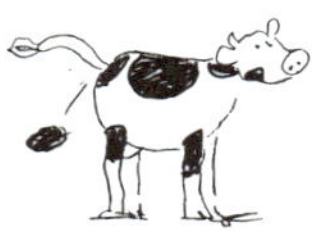

44

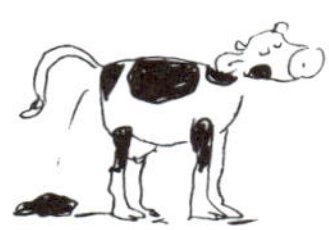

45

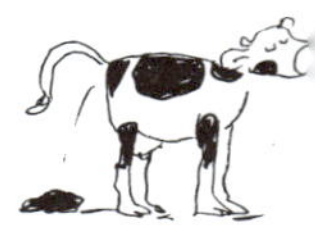